U0341084

古醫籍稀見版本影印存真文庫

奇效醫述

明·聶尚恒撰

中醫古籍出版社
Publishing House of Ancient Chinese Medical Books

圖書在版編目（CIP）數據

奇效醫述 /（明）聶尚恒撰．— 北京：中醫古籍出版社，2015.9（2022.1 重印）

（古醫籍稀見版本影印存真文庫）

ISBN 978-7-5152-0850-3

Ⅰ．①奇…　Ⅱ．①聶…　Ⅲ．①醫話—中國—明代　Ⅳ．① R249.48

中國版本圖書館 CIP 數據核字（2015）第 093438 號

古醫籍稀見版本影印存真文庫
奇效醫述　明·聶尚恒　撰

責任編輯　黄　鑫
封面設計　張雅娣
出版發行　中醫古籍出版社
社　　址　北京市東城區東直門内南小街 16 號（100700）
電　　話　010-64089446（總編室）010-64002949（發行部）
網　　址　www.zhongyiguji.com.cn
印　　刷　廊坊市鴻煊印刷有限公司
開　　本　850mm × 1168mm　32 開
印　　張　4.75
字　　數　26 千字
版　　次　2015 年 9 月第 1 版　2022 年 1 月第 2 次印刷
書　　號　ISBN 978-7-5152-0850-3
定　　價　26.00 圓

國家古籍出版

專項經費資助項目

據中國中醫科學院圖書館藏日本萬治四年松梅軒翻刻本影印原書版框高一九四毫米寬一二五毫米

出版説明

中醫藥學是中華民族優秀傳統文化的重要組成部分，是我國醫學科學的特色，也是生命科學中具有自主創新優勢的領域。歷代存留下來的中醫典籍是我國寶貴的文化遺産，其承載着中華民族特有的精神價值、思維方法、想象力和創造力，是中醫藥科技進步和創新的源泉。對中醫古籍進行保護與整理，即是保護了我國全部古籍中的一個重要的組成部分。

《古醫籍稀見版本影印存真文庫》在全面調查現存古醫籍版本情况的基礎上，遴選出五十餘種具有較高學術價值、文獻價值的古醫籍，對其稀見的版本進行搶救性地挖掘整理，其内容涵蓋中醫臨床内、外、婦、兒、針灸、五官各科及基礎理論等領域。這些版本多爲亟待搶救的瀕危版本、珍稀版本、孤本、善本，或者曾經流傳但近幾十年來世面上已很難見到的版本，屬於讀者迫切需要掌握的知識載體，具有較大的出版價值。爲方便讀者閲讀與使用，本叢書整理者對所遴選古籍的版本源流及存世狀況進行了考辨，撰寫了提要，簡介了作者生平，評述了著作的學術價值；爲避免在整理過程中出現各種紕漏，最大限度地保留文獻原貌，我社決定採用影印整理出版的方式。

此次所選書目具有兩個特點：一是以學術性和實用性兼顧爲原則，選擇凝結歷代醫藥學家獨到理論精粹及豐富臨床經驗的精品力作，突出臨證實用，并且充分注重各類中醫古籍的覆蓋面，除了喉科之外，其余各類均有涉及；二是選擇稀見版本，影印出版，不僅可以避免目前市場上古籍整理類書籍魚目混雜、貽誤后學之弊，而且能够完整地體現歷史文獻的真實和完整性，爲讀者研習中醫提供真實的第一手資料。該叢書對於保護和利用中醫藥古籍，發揚和傳承中醫藥文化，更好地爲中醫藥科研、臨床、教學服務具有重大的意義。

我社自二十世紀八十年代成立以來，陸續出版了大型系列古籍叢書，影印的有《中醫珍本叢書》《文淵閣四庫全書醫家類》《北京大學圖書館館藏善本醫書》《海外回歸中醫古籍善本集萃》《中醫古籍孤本大全》等，自出版后廣受學界和藏書機構歡迎。實踐證明，以影印爲基礎進行文獻開發，不僅符合學術研究和收藏需要，而且操作性更强，對促進文獻批露意義重大。

在編輯過程中，我們遵循《古醫籍稀見版本影印存真文庫》的編輯規範，進行了嚴格地查重，并查核原書，爲每種圖書制作了新的書名頁，重新編目，讓讀者一目了然。爲了讓讀者真真切切感受古籍的原汁原味，我們對前言和目録均採用繁體竪排形式。需要説明的是，所收珍本中有缺卷或缺頁的情況，由於這些珍本基本上没有復本，我們没有進行配補，僅作了相應的標注，也留下了些許遺憾，敬請廣大讀者諒解。

中醫古籍出版社

二零一五年九月

前言

《奇效醫述》，明代聶尚恒撰。清代朱純嘏《痘疹定論》中載：「清江久吾聶氏，名尚恒，生於隆慶末年。萬曆年間以鄉進士出知福建汀洲府寧化縣事，卓有政聲。惜當時以儒臣顯，不列名於醫林」。聶氏著作有《醫學匯函》《活幼心法》《痘科慈航》等。此書爲其治療疑難重症的記録，蓋診籍之作也。

按診籍亦即醫案，其起源可上溯至春秋戰國時。《周禮·天官》載：「歲終則稽其醫事，以制其食。十全爲上，十失一次之。十失二次之，十失三次之，十失四爲下」。又：『凡民之有疾病者，分而治之，死終則各書其所以而入於醫師』。此即爲診籍書寫之記述。其後《史記·扁鵲倉公列傳》收載淳於意二十五案，爲最早的較爲完整的案例。許叔微《傷寒九十論》，則可視爲醫案之始有專著。金元時醫家每以醫論、醫案雜處。明清以還，醫案學作爲獨立學科逐漸形成，醫案著作大量出現，本書即爲其中之一。

是書共二卷，收驗案四十餘則。聶氏在自序中略謂：『余究心於斯術，數十年來博取而精研之，深思而透悟之，自覺有入於神妙者。因病制方，不膠於古方；得心應手，不拘於成說……因取從前醫而效，效而奇者。詳述而録之』。書中所收，多爲其於姻戚僚友、家人僕婦所獲驗者。故每案必能具其首尾，盡其曲折，歷述其起因、病程、曾用何藥、現証雲何，並詳析其病理機轉、辨證立法、遣方用藥之要，以及何時得效，何時痊愈等。案後附原用方藥，且於劑量、炮製、服法等，靡不詳備。『俾覽者咸知某病已危，用某藥得宜而獲安；某病瀕死，用某藥中竅而回生。庶令後之病症有相類者，可以觸類而通，合宜而用』。

其論病專以辨証爲主。凡述一案，必推究其原委，審因以明証，因証而設方，於寒熱虛實真假疑似之辨頗見功力。的是實証，雖孕婦、老人亦可峻下；的是虚證，雖胸膈作熱，結痰躁擾亦可峻補。凡此皆由其辨識精明，嫻於觀形察色按脈，故能得之於幾微之間。

本書傳本無多，我社此次影印所據爲日本萬治四年（一六六一）松梅軒翻刻之單行本。

中醫古籍出版社

目録

奇效醫述小引

醫術肇自聖神其效
安危而起死乃民生壽命
之急需而造化功用所不
及者賴之以贊助也吉有
達則為良相不達則為良

醫之語蓋讚其與爕理同功耳然古今高明之士多視爲小技而漫不竟心一旦身有痛與所親之人有病則遙付庸愚之手使庸愚之陋識反得以握賢劵

之生死豈不謬哉聞有淺
獵斯術者又自恃聰明不
肯寬極精深僅知粗淺而
即自信自用反致悞己悞
人其害尤甚也然二者古
今之通弊余嘗鑒之而思

爲身計又思爲身所親者
計是以究心於斯術數十
年来愽取而精研之深思
而透悟之自覺有入於神
玅者因病製方不膠于古
方淂心應手不拘於成説

其初卿以自爲久而有知
信者以軀命來托不論親
疎貴賤皆盡心爲之調治
是以每每取效而其效又
多奇也效何以奇凡病有
易治者皆求治于時醫不

求余治也其有病危難治
時醫束手爲然後求救於
予余不計其危而治之十
嘗治其八九與尋常功效
不同蓋其所以奇也或有
一二不治者則病已在膏

肓而入骨髓扁鵲望之而
走者耳然余且為之委曲
求生至於必無生意而後
已豈恐為扁鵲之走乎余
歸休頗有暇日因取從前
醫而效効而奇者詳述而

録之病情與治法倶倫令
人可對勘也俾覧者咸知
某病已危用某藥得宜而
獲安某病瀕死用某藥中
竅而迴生廢令後之病症
有相類者可以觸類而通

合宜而用天則於天下後世之疾若沱痾未必無裨也哉余刻醫術意也茲刻僅録其往者而来者猶可以續刻用是引諸其首

皆

萬曆丙辰仲秋之吉前知

福建汀洲府寧化縣事

清江久吾聶尚恒識

奇效醫述目録

連年血崩　胸腹痛甚　治痢奇妙　虛寒痰病　感寒日久　鬱熱塊痛　中脘積滯　產後發熱　產後感寒

治婦人痰氣成痞得效述

予適劉氏妹禀氣怯弱性情沉鬱年三十得一病晚間發熱天明復止飲食少進煩燥不安肉削骨露諸醫用藥不效先大人憂之迎歸調治診其脉歇至心甚危之然因其煩燥發熱頗用芩蓮梔栢等凉劑雖不見效亦不覺寒凉以爲藥對症而病不瘳脉又停歇此不治之症也予竊疑其用藥過於寒凉恐多服致傷胃氣則無生機矣因詳察細問其晚間發熱從何處起妹云右脇

一園先熱遂致徧身發熱予因悟曰此必鬱氣鬱痰結成痞塊胸膈壅滯遂致燥熱氣結而脉結此脉與症合不足憂也當先攻其痞塊以除其病根則諸症自除因與先大人訂方用磨痞丸藥攻之每日服三次服至三四兩而塊消一半熱漸退服至七八兩而塊盡消熱盡退不數月而肌肉復舊精神爽健全安矣當其痰凝氣滯痞塊伏於右脇不惟醫者不知而病者亦不覺也此非察其病根而拔去之何能拯危困而致之安全也

原用磨痞塊丸藥方

三稜 莪朮俱醋炒各八錢 堅檳榔六錢 川黃連去蘆
姜汁炒六錢 片黃芩刮淨水洗酒拌炒六錢 陳枳實炒六錢 廣陳皮
滾水泡浸一時刮去白四錢 山梔子仁 姜汁炒五錢 前胡水洗
五錢 白貝母去心六錢 雪白花粉八錢 酒炒大黃八錢
童便香附八錢 青皮去穰醋炒五錢 南木香不見火二錢
玄胡索五錢 鬱金三錢 連喬去心蒂六錢
以上共爲極細末和勻先用竹瀝暑酒潤次用粘米粉
攪硬糊丸如菉豆大每服百丸一日服三次食遠服臨
卧服一次忌生冷煎炒鮮魚牛羊鵝麵

初定此方。先大人疑妹瘦弱。恐藥太峻。予曰。痰滯氣滯
結塊。若不攻擊。是養寇也。何以成功。大人意解。遂用之。
治內熱腹痛因而嘔吐得效述
庚寅季春。穀貴民饑。本府別駕夏公祖。至本里新興寺
放饑穀。予備酒飯款之。正飲間忽然腹痛。其痛從臍下
小腹痛起。痛至胃脘。即嘔嘔訖痛止。停一二飯久又從
下痛上。復嘔嘔訖痛止。如是者數次。下午歸家。有一醫
作感寒。施治。用藿香砂仁等藥不效。至申刻。予自覺是
內熱作痛。熱氣上衝而嘔。必須利之。然煎劑不可服。恐

反增嘔急製牽牛大黃丸服至數錢利數次而其痛脫然愈矣

原用牽牛大黃丸方

黑牽牛四兩半炒半生共磨取頭末一兩二錢　馬蹄大黃酒拌炒一兩五錢

堅檳榔六錢　陳枳實炒六錢　薑汁炒厚朴六錢

醋炒三稜莪朮各六錢

大黃以下共爲細末與牽牛末和勻醲米飲爲丸如梧桐子大饑服三錢未利再服二錢服後停兩三時而見效

外感誤服補藥因而增病述

壬辰初春。予在京會試。天寒夜坐久。感寒、頭痛。服蘇散藥未經出汗。其頭痛數日不止。却無他症。同寓有一友云。兄感寒甚輕。已經五六日。豈復有外感。想是看書勞神內虛。理宜補之。勸服補中益氣湯二劑。不知外邪未散。補藥助邪爲害。遂至神氣漸昏。飲食少進。晚間呃逆不止。見者莫不危之。如是者數日。方請醫治之。醫用前胡桔梗。貝母麥冬、連喬香附。陳皮甘草。數劑而愈。予生平少病。其時外感未淨。而輕用補身受其害。如此後因

漸悟而精於治外感內傷更精於治外感兼內傷與內傷挾外感等証其識見蓋原於此因述之以志折肱之意云

治大小便虛秘用補得效述

戊子初秋先大人偶患左脇痛服行氣藥又服當歸蘆薈丸旬日而愈其時予未甚究心於醫也大人脇痛愈未數日予偶檢篋中舊書得丹溪纂要殘編一葉因取而觀之有秘結一條分別實秘虛秘且云實熱秘結則宜下利虛秘因氣虛不能傳送若誤用硝黃等峻藥下

之。殺人如反掌。是日下午。先大人向予說大便偶秘。欲用大黃丸。予因見丹溪秘分虛實說。又思大人旬日內。服疎導藥已多。何以復秘。遂不用大黃丸。疑是血澁。用當歸潤腸湯數劑不通。至次日小便又秘。用審導等法亦不通。至第三日加以腹脹。事愈急矣。予細察其大便欲解不解之狀。潤而不乾澁。因思此非血枯。想是氣虛。不能傳送。遂於當歸等藥中。加參蓍等補氣之劑。纔服一茶鍾。停一時而大便即通。且順利。小便亦通而清長矣。服此藥數劑而全安。

原用補氣藥方

人參　蜜炙黃蓍　當歸身　白朮去蘆刮去皮炒

四味各一錢　炙甘草　廣陳皮各五分　白茯苓酒炒

白芍　熟地黃各七分　川芎五分

生姜一片。大膠棗一枚。洗净去核。水一碗半。煎至七分。溫服。

治孕婦大小便不通脹滿欲死得效述

予偶步田間觀農。遇隣醫來問曰。我治一婦人。有孕八九個月。忽然大小便不通。腹脹甚。用承氣湯下之。仍不通。今危矣。予曰。此非煎藥所能下。教以用牽牛大黃丸下之。服至一兩許。而大小便俱通。獲安。次日其夫來謝。因云諸病尽除。只是小便時要人將手緊按小腹方可便。若不按則不能便。予因思此。是氣尚閉。與以青皮香附等行氣藥。一劑而愈。其婦踰月生子。母子俱全。原用

牽牛大黃丸方 見前腹痛條

治下元虛弱虛火炎上用滋補得效述

予禀氣素弱。神雖强而精甚弱。脾腎兩虛。雖極力寡嗜慾。而不能使之不弱。二十前後。脾胃虛甚。常服參术等

補脾而僅免於病至三十後脾胃稍可而頗覺上膈有熱時有齒痛口舌痛等病每服清上藥輒愈亦不為大害也至乙未春夏寓京師數月自察脉覺兩尺弱而寸關亦不旺疑是下虛水不能制火理宜補下滋水以制火若單清上非治本之術也因與老醫饒姓者商之渠亦以為然遂用人參當歸熟地黃白茯苓五味石棗肉巴戟故紙肉蓯蓉鹿角膠仙茅遠志酸棗仁天麥冬枸杞兔絲之類用山藥末酒糊為丸服之服至兩三月而上膈虛火盡除口齒等病不復作亦不必更服清上藥

矣。自此以後。滋補丸藥。服無虛日。迄今二十餘年。而無虛火者。滋水制火之功也。

治小兒積病危困得效述

予第五兒。年一歲零四箇月。時因乳少。吃粥飯過多成積。又因多吃麵食。遂成積痢。先水泄後膿血。其症極重。時。已斷乳。飲食少進。睡不閉目。肛門如竹筒。手指紋已過命關。明是不治症。予設法治之。用清熱消積等藥。緩緩用茶匙挑灌之。覺兒精神極困。時又另用人參麥門冬煎湯少少與之。以保其元氣。如是調理數日。痢漸止而漸獲安。但其兒肉削如柴。調養半年。始得復舊。因思世之醫家病家。遇此等極危之症。又犯方書所載不治之條。棄而不治。而任其斃者。不可勝計矣。因述之以鏡後。

治小兒暑天感寒用發散得效述

予諭廬陵時。吉安司理毛具次公。與予相知。癸卯季夏。吉州大旱。毛公奉巡道命往百里外請龍禱雨。其公子年十一歲。夜間忽然身發大熱。頭痛身痛。夜分。其夫人發捕官來請予治。時方盛暑。予初聞以為此必感暑症也。挾暑藥以往。及至衙詳問其致病緣由。又細察其脈。廼知係是感寒。而非感暑也。因諭以必須發汗。其母又以現今汗多爲疑。予曰。此汗不可作數。必須用藥發汗。方可除病。因製發散藥一大劑。令其熱服出汗。至天明而身熱頭痛身痛等症盡除。再服清解藥數劑。調理旬日而安。

原用發散藥方

防風 羌活各六分 陳皮 甘草 小川芎

白芷各四分 赤芍五分 香薷一錢二分 白乾葛一錢二分

蒼术　蘇葉　生香附各八分

生姜三片。水一碗半。煎至八分。熱服取汗。

治婦人血虛夜脹用補得效述

毛具次公。一日告予曰。賤內患一病。已經兩月餘。其初起時。每夜至五鼓。胸腹脹氣上衝不能臥。起坐方安。已而漸至四鼓。又漸至三鼓起脹。今則二鼓起脹。而終夜不能臥矣。予初以爲此必氣血不調。以調氣藥二劑與之。服後其病不增不減。予因思其病作于夜閒。而日間不脹。此必血虛之故。因用四物等補血藥數劑。而其病

減半毛公因請予診其脈察其脈弱不惟血虛而氣亦虛因用八物湯加二陳服十餘劑而全安

治傷食感寒泄利先清後補得效述

廬陵縣公陳玉海乃岳在衙素以善醫名忽患傷感泄利自用藥不效陳公請予治予診其脈知其原感風寒未經發汗久則入裏鬱為溫熱又內傷飲食脾胃不和是以作泄不止先用清解藥一劑姑不止泄所以滌其入裏之邪次日又診脈知其邪熱已淨脾胃虛滑然後用補脾藥一劑而安

原用清解藥方

前胡五分 甘草三分 麥冬去心八分 連喬去心蒂六分

赤芍五分 赤茯苓去皮六分 酒炒花粉七分

去白陳皮四分 山查肉八分 製厚朴五分 炒黄芩八分

白乾葛八分 炒黄連五分 炒枳殼五分

生姜一片同煎。

原用補脾藥方

製蒼术六分 炒白术七分 炙甘草三分 白茯苓八分

製厚朴三分 炒扁豆八分 炒山藥八分 炒香附五分

家蓮子去心皮剉片炒一錢　去白陳皮四分

生姜一片。好膠棗一枚。去核同煎。

治婦人吐血下血徧身筋腫用補得效述

癸卯之冬。予諭廬陵會試北上。毛具次公告予曰。吾老母年五十九歲病在家。欲借重國手。便道一醫治。倘或得痊。舉家之感不淺。予問何病。公曰。老母性敏能文。嘗代父理家政。我每科在京會試。凡作家書。皆出母手。自叨任吉州以後。母病持行俱廢。不見母手筆者五年于玆矣。言之情甚懇切。予不得已。便道至姑蘇。爲之診視。

細察其脉。六脉虛弱。而肝脉緩弱尤甚。詳詢其症。則云每至一月餘日。則有一二夜煩燥。因而吐血一二甌。或不吐則便血。吐血便血後燥止。而中稍寬快。積至一月。又復如是。視其手足。四肢大而臂膝小。而指節凡活節有筋之處。其筋青腫而露。狀如鶴膝。是以屈伸持行俱廢也。又詢其病源。則少年。已有吐血症。嘗服清火凉血等藥。又查其屢年所服未效藥方。或以風治。或以血熱治。多用黃蓮白芍藥生地黃牡丹皮等凉血行血藥。或多用羌獨活防風等去風藥。予曰。受病之源。正坐多服凉血藥損傷肝氣而其每月失血俱因血虛不能歸肝肝虛不能藏血是以積至月餘而虛火載血妄行或吐或便也肝主筋筋得血而能運今肝虛筋無血養是以遂節腫露而屈伸持行俱不能也亦非外入之風也製方專以扶肝養血爲主煎藥用八物湯去白芍加法製何首烏甘枸杞川牛膝等少加羌活防風秦艽等以引行肢末丸藥酒藥則兼用鹿茸鹿角膠瑣陽川巴戟川故紙仙茅杜仲之類製方既定數日而別其家依方修合服至一月而吐血便血先除服至兩月而偏身筋腫

漸消。服至三月。而手持足行之用俱復舊矣。然後知藥

果中。痳雖痼疾亦可痊也。

治火痰咳血用清涼得效述

丁酉之春。有一友在城。候提學者。因多飲燒酒。咳嗽吐痰有血。每日早起。即吐痰血一二十口。來求予治。診脈製方已定。其方雖用清涼。而皆有製炒。又兼滋補。適有人薦一醫至。見其火盛。用桃仁承氣湯下之。已合下藥一劑。又合涼藥二劑。純用生芩蓮生梔栢等藥。此友欲求速效。即欲用此醫之藥。諸友中有疑其不可用者。持

此藥來請正於予。予曰：若妄用下藥，其錯悞恐遂不可救。無已，則姑用其涼藥試之。其友將涼藥二劑一日服盡。寢至夜分，咳吐不止。同處者舉火視之，見其卧榻前吐紅滿地，驚訝不已。然後用予方，服藥四十餘劑，又每日用雪梨絞汁一甌，飯上頓溫服，踰兩旬而咳與紅悉愈矣。夫清涼一也，或服之而轉劇，或服之而漸瘳，何也？蓋火性急疾，亟攻之則其勢愈炎，緩治之則其邪漸息。此理之常，彼庸醫不識也。

原用清涼藥方

麥冬去心八分　側栢葉炒六分　貝母去心　知母　黃栢

俱用青鹽酒炒　紅山梔仁炒黑以上四味各六分　牡丹皮去骨酒洗五分

生地黃酒洗八分　黃蓮酒炒五分　片芩酒炒　白花粉酒蒸各八分

前胡水洗五分　天冬去心蜜拌蒸六分　生甘草四分

白桔梗去蘆五分　童便香附七分　玄參去蘆　陳枳實炒各五分

生姜一片。水一碗半煎至八分。溫服。

治內傷挾外感日久煩悶先清後補得效述

甲辰夏月。予族弟年三十强壯有妻妾。偶有房勞而感寒。彼自知其有內傷也。醫者亦明知其有內傷也。初用蘇葉防風等藥一二劑而不敢發汗其表邪固未散也至六七日後表邪入裏寒鬱爲熱煩熱燥亂不可當一醫用枝子豆豉湯吐逆不受一醫用人參五分加入知母石膏等藥內其煩燥愈甚延至十數日諸醫束手其家自謂必不可救矣適予自京回亟來請予治予診脉察症因思原有內傷則元氣固虛也外邪入內則邪氣猶實也當先清其邪氣而後補其元氣分兩截治之耳先用酒炒黃芩等藥每日服二劑服至四劑病者煩熱大除喜甚以爲再生予則以爲未也至第三日仍依前

方。合藥二劑。予戒病者曰。今日當轉方用補。此藥止可服一劑或半劑。若覺服得不快。即來請我再看。當另製藥服。果服藥一劑。至午刻。病者又覺煩燥。自心慌亂。以爲服藥既效。而又變症。病必不可爲矣。至申刻復請予視。予察其脉虛大。謂病者曰。外邪已净。内傷事發。服補藥。當自安也。因歸製加減補中益氣湯一大劑與之。諸醫見予先用清涼得效。而今驟用補。又因前用人參五分不相投。咸疑駭而戒其家必不可用補。至日晡其兄又來説不敢服藥之意。予曰。汝家有疑。且將其藥煎熟姑少飲試之。果將藥煎熟。先飲一二酒盃。便覺煩燥少除。連飲數次盡劑。至天明而煩熱盡除。精神清安矣。因連服此藥六劑而全安。

原用清解藥方

黃芩七分酒炒 前胡五分 麥冬八分 天花粉酒炒七分 去白

陳皮三分 甘草生。用三分

桔梗去蘆五分 竹茹六分 赤芍四分 薄荷三分 貝母七分

連翹去心蒂五分 陳枳實炒四分 童便香附六分

生姜一片同煎。 此藥服過五劑。

原用加減補中益氣湯

人參二錢　黃蓍蜜炙　當歸身　麥冬各一錢五分

去白陳皮　炙甘草　柴胡各五分　白朮去蘆去皮六分

北五味子大顆者研碎九粒

生姜一片　好膠棗一枚洗净去核同煎　此藥服過六劑

或問曰內傷挾外感與外感兼內傷何所分別曰先有內傷而後感寒謂之內傷挾外感先有外感而又內傷謂之外感兼內傷此大同小異其治法亦大畧相同也

然內傷不必皆房勞。或飲食傷脾胃。或勞倦傷神氣。皆謂之內傷。但不若房勞爲甚耳。或又問曰。內傷外感相倂。俗謂之兩感。言其內外兩受病。非仲景傷寒陰陽兩感之謂也。此病舉世不能治。卽治之全活者甚少。何者。欲攻外邪。則愈損正氣。而虛怯以死。欲補正氣。則反助外邪。而熱燥以死。且自古名公方論。不惟仲景傷寒諸篇無一言及內傷。卽東垣內傷外感論言之雖詳。然其意恐人悞認內傷發熱爲外感發熱。因辯若何爲內傷當補。若何爲外感當發。至於內傷挾外感等症。並未論及。亦無治法。丹溪亦言之未詳。古人未傳。無怪乎時醫之不能治此病也。今予分兩截治之。先清其外邪而後補其內虛。起死回生。識見超越千古矣。然此爲日久而外邪入裏者立法也。若內傷挾外感。初起一二日。寒邪尚在表者。用何法治之。曰。此當。速發其汗。强壯者用羌活湯發之。怯弱者用加減參蘇飲發之。一汗之後。即當用。補虛甚者用加減補中益氣湯補之。虛未甚者用生脉散補之。此其收功。比外邪入裏者尤速也。若發汗後不補。則虛陽外散。發熱死矣。

羌活湯

羌活　蘇葉　白乾葛各一錢　蒼朮

防風各六分　白芷　小川芎　去白陳皮各五分

生香附七分　甘草三分

生羌三片。同煎熱服取汗。

加減參蘇飲

人參五分虛甚者加至一錢　蘇葉　乾葛各一錢

去白陳皮　製半夏各五分　白茯苓六分　甘草三分

香附　白芷　小芎各五分　防風五分

生姜三片。同煎熱服取汗。

加減補中益氣湯 見本條前

生脉散

人參一錢五分 麥冬二錢 北五味五分打碎

單水煎。不拘時服。覺精神虛弱。連服數劑亦可。覺有火。

加酒炒黃栢三分。

治勞傷感寒先發後補得效述

辛亥季夏。予授福庠僚友有梁姓者。年已七十。因學道

歲考。在傍收卷。勞倦出汗多。同衙洗浴感寒。醫用防風

蘇葉羌活等藥。已發其汗。又用黃芩柴胡赤芍等藥清解之。服清解藥一劑。便覺精神昏倦沉重。予聞其病重。往視之。見其又煎清解藥一劑將服。予診其脉虛弱欲絕。驚謂之曰。外感已淨。內虛已極。若再服凉藥。不可救矣。急令勿服前藥。因以補中益氣湯與之。服一劑而精神頓起。服二劑而稍安。此友係汀州人。其俗每夜必洗浴。此時天熱甚。又於晚間洗浴感寒身又發熱。又請予治。予曰。昨因內虛。而用補得安。今又感寒。補之不可。發之不可。將奈之何。為之沉思者久之。因設一法。將加減參蘇飲。補中益氣湯。各製一劑。各用瓦罐煎熟。先用參蘇飲熱服發其汗。畧停一時。俟其身熱退。即用補中益氣湯溫服補之。遂復得安。再用補數劑而全安。

原用加減參蘇飲方見前論內傷挾外感條

原用補中益氣湯　此與東垣原方雖同而等分稍異故錄之

人參一錢二分　蜜炙黃耆　當歸身各一錢五分

白朮炒八分　去白陳皮五分　炙甘草六分　升麻三分

柴胡五分

生姜一片去皮。好膠棗一枚去核。同煎。

治內傷感寒日久鬱熱先清後補得效述

予表侄年近三十。新娶未久。感寒未經發汗。延至十數日。煩悶已甚。目昏耳聾。醫咸知其有內傷也。不敢用清解藥。或畧用人參一二分。入口嚼之。即燥不可當。大便秘十餘日。又自汗不止。諸醫束手。其家求救於予。予診其六脉洪數。視其面容紅紫。因謂其家曰。此雖有內傷。然其外邪鬱熱已甚。若不先疎利而蕩滌之。斷無生理。因連用清涼藥三劑。次日一更時。用牽牛大黃丸二錢五分下之。至三更以後。利三四次。便覺清爽。耳目聞見復舊矣。至天明以後。又漸起煩熱。予診其脉已虛。知其內傷病出也。連用生脉散。一日服二劑。而煩熱悉除。後服補中益氣湯十餘劑而安。

原用清涼藥方

黃芩　麥冬各一錢　連喬　前胡

白花粉　白貝母各八分　知母　赤芍

陳枳實各六分　黃蓮　桔梗各五分　梔子仁炒黑七分

生姜一片同煎。此藥服過三劑。後二劑加煅過白石膏每劑三錢。

原用牽牛大黃丸　方見前腹痛條

治强壯內傷挾外感溫寒兩用得效述

予家僕年三十歲。禀氣素旺。有內傷感寒。身發大熱頭痛。用乾葛防風羌活等發大汗。已而身熱頭痛頓愈。停二三時後。復發熱煩燥。予知其內傷病發。製補中益氣湯。人參止用五分。黃耆生用。服一劑而煩熱又除。過一日、後。煩熱又大作。自身與妻俱哭泣。以爲必死矣。予診其六脉洪數。因思此僕禀氣旺。原有內熱。其內傷得補而復。其邪熱亦因補而作。因用芩蓮知栢。花粉連喬。枳殼前胡等寒涼大劑。每劑加酒炒大黃二錢五分。服至七八劑而安。

治鼻衄年久漸深漸危用清潤藥得效述

予諭盧陵時。有廩生葉姓者。家在遠鄉。距城百里。其子年十五歲。患衄不止。服藥不效。向予求方。予細詢其症。則云此兒自九歲患衄。其初每年不過五七次。每次流血數茶匙。至十歲十一歲。則每月一次。每次流血半酒盃。至十二歲。則兩月三次。每次流血一酒盃。至十三歲。

則每月二次。每次流血半茶鍾。至十四歲。則每月或二次。每次流血大半碗。今十五歲。則八九日一次。每次流血盈碗矣。瘦削骨立。夜間身熱。危困極矣。諸醫用藥。全不見效。今束手待斃而已。予問諸醫。俱用何藥。曰。皆用清熱涼血之劑。或十灰藕節韭汁等止血之劑。予曰。久患漸深。則雖兒童。其血已虛。安可單涼單止。爲之製清濇帶補之劑。服至十劑而血減一二分。服至二十劑而減四五分。服至三十劑而減七八分。服至四十劑而一兩月止一次。每次血不過數點。服至五十劑而全愈生肉而肥矣。自後間或有時少發。又將前藥服一劑立愈。

原用清潤帶補藥方

當歸身 酒洗 懷慶生地黃 水洗淨晒乾酒浸一時生用五分砂鍋炒熟用五分

大白芍 酒浸軟剉片生用四分蒸熟晒乾用四分 甘草 生用二分炒熟用二分

製何首烏 蜜蒸天冬 各六分 牡丹皮 去骨酒洗五分

酒炒花粉 七分 酒炒黃栢 酒炒黃芩

童便香附 各六分 酒炒黃蓮 川芎 各三分

蜜蒸知母 五分 龍眼肉 三箇 麥冬 八分

水煎。每劑煎二次。每次煎藥熟去渣後調法製髮灰五分食遠服。

製髮灰法

用少壯無病男女梳下亂髮。溫水肥皂洗油垢極淨。又用清水洗淨肥皂氣。將髮放入新瓦礶內。礶之大小。視髮之多少。以塞滿緊實為度。用瓦蓋量礶口大小蓋定。用鹽泥封口。又將鹽坭徧塗礶四圍。日中晒乾。然後用木炭煽紅圍礶一大半。煆一炷香久。去火候冷取出。其灰成塊。仍研細篩過入藥。此髮灰止吐血咳血等症俱效。不特止衂血也。若衂血暴發流不止者。用童便三酒盃。好酒一酒盃和勻。調細髮灰一錢。服立止。曾有流鼻血盈盆。單用此而止者多矣。

治婦人氣血大虛連年血崩用補得效述

予婦年三十九歲。生子月內調養未善。至次年壬寅春月。月經兩月餘不行。一日忽然經水暴至。血流不止一二飯久。即昏暈不省人事。急用十全大補湯。去桂。倍加參蓍。又加熟附子。炒乾姜各一錢。作大劑煎熟灌之。待其甦省。連服二大劑。血止十之七八。又相繼服十餘日。共服藥二十餘劑。乃得全止。至次年癸卯春月。血崩又大作。比前更甚。昏暈更久。又服前補劑三十餘劑。其血尚未全止。後用鹿茸炒燒存性研末。酒調二錢。服數次而血止。又服峻補丸藥。幸而一年不發矣。然而病根未除也。至次年甲辰。八月十六日中午。忽然經血又暴至。其時予偶往吉安。婦急召兒將前方參耆姜附等補藥合成連服二大劑。然血流如水。冷痰湧吐。至日晡而昏暈。至更初而氣絶。惟胸間微溫。觀者皆以爲必死。至三更有一醫。用灶心土研細。水調灌服一二酒盃。冷痰少開。遂飲滚白水一甌。方得甦省漸安。此症危困已極而得復甦。何也。豈初發時服大補藥二劑。能令生意不絕耶。予在吉州聞報亟歸。又多服峻補之劑調理。幸而血止獲安矣。因思以前三年之內。嘗服峻補丸藥。乃病根不除。而每年血崩大作。何也。旁議者咸謂補血大過。是以積而成崩。又謂不宜用附子等熱藥推動其血。遂至於崩。予曰。陋哉見也。崩者取象於山。土虛不固。然後山崩。豈有土實固而山反崩者乎。今之血崩不止者。必竟是血崩大虛耳。且血氣相依附。氣虛甚則降令多。升令少。是以不能攝血。致令血不歸經而妄走下。今不惟當大補血而尤當大補氣也前丸藥方雖用參耆芎歸姜附等峻補而不宜參入香附益母砂仁立胡等順氣之物蓋順氣則損氣氣虛仍不能攝血遂致病根不除而復作也因製丸藥方專補氣血凡調血順氣等藥一味不用其丸服完一料而神氣爽健服完二料而身體復舊病根悉除次年叶孕生第八兒矣其服煎劑丸劑時脾胃弱而慣泄因兼用參术散理其脾

原用峻補煎藥方

人參一錢五分間用二錢　蜜炙黃蓍二錢　炒白朮一錢

炒黑乾姜八分　炙甘草去皮五分　酒炒白芍　廣陳皮各五分

熟附子一錢　白茯苓八分　大川芎六分　升麻

柴胡分　二味俱用蜜炒各五　川續斷去蘆酒洗六分

生姜一片去皮。大棗一枚去核。同煎。

原用專補氣血丸藥方

綿黃耆蜜炙　當歸身酒洗　甘枸杞炒　白茯苓去皮

川故紙炒熟　川巴戟水洗淨酒浸軟打去骨取淨肉剉細炒

大肉蓯蓉　北五味去蒂炒　瑣陽　蛇床子揀淨炒

製仙茅　製首烏　十二味各三兩　乾姜火煨水淬以黑

為度　鹿茸酥炙　大川芎。　酒炒白芍

熟附子　熟地黃　酸棗仁炒熟七味各二兩

鹿角膠　懷山藥各三兩　人參三兩另碾末

以上除人參山藥鹿角膠三味。其餘共為極細末。將人參末與諸末和極勻。將鹿角膠用好酒煑融如硬糊樣。又將山藥末入好酒打糊與鹿膠和勻。共入前末內為丸如梧桐子。空心溫酒下三錢。

原用參朮散

人參　炒白朮　白茯苓　炒山藥

大砂仁去皮　炙甘草　蓮子去皮去心剉片炒　薏米仁炒熟
大白芍酒炒黃色　廣陳皮水洗　鷄頭實粉炒各二兩
姜汁製炒扁豆

以上共爲極細末。每用煨粥清米飲。調服數茶匙。空心與饑時服。

治感寒停食胸腹痛甚得效述

凡大人小兒。胸腹驟然大痛。其痛連延不止。甚則有如刀剜者。皆因停食。其停食皆因感寒。或脾胃先感風寒。而後飲食卽能停滯作痛。或先飲食而隨感風寒。亦能停滞作痛。因感寒停食者。不必皆多食過度而後停滞。卽日用常餐亦停滞也。是以病者莫測其致病之因。而醫者亦莫知其受病之源。或以内熱治而用凉藥。錯悞甚矣。或以傷食治而用消導藥。亦非對症之劑也。盖感寒停食。與傷食不同。傷食者。飲食傷脾胃。内傷也。停食者。脾胃受風寒。而飲食凝滞不運化。外感也。治傷食。當以消導爲主。而兼補脾胃。治停食。當以發散寒邪爲主。而兼消導。此立效之術也。停食因於寒。而不散其寒。雖極力消導。其食不消。其痛不止。予初亦未透此理。每治停食。用消導多而用發散少。取效尚遲。至辛亥年。治一侍婢。停食腹痛。先用消導藥畧加發散一劑。其痛未減。因用炒塩湯服二碗吐之。其痛減半。又用發散爲主。加消導一劑。其痛立止。因悟寒邪停食作痛。散其寒氣則自消而痛自止。其理甚明。自後依此方治此病。即刻而痛苦頓除。可稱神妙矣。此病患者甚多。予用此法治之而愈者甚衆。難以盡述也。因發明其理。姑述其初悟取效一節。以示後云。

或問曰。內熱蘊積。亦能令人腹痛。與感寒停食而腹痛者。何所分別。予曰。積熱腹痛者。其痛有時而作。亦有時而止。有時而急。亦有時而緩。停食痛者。其痛最急。連綿不止。有延至數日者。惟痛久或有時而畧緩耳。但其初失治。延至數日而後用藥者。寒鬱爲熱。難以復用發散藥。當用木香檳榔丸。與牽牛大黄丸微利之。則痛止而安。

發散兼消導方

羌活　防風　蘇梗葉　香附生用

蒼术各八分　白芷　小川芎　藿香梗葉

砂仁碾碎　去白陳皮各五分　製厚朴
炒麥芽　山查肉　白茯苓　製半夏各六分
炒青皮　熟甘草各三分
生姜三片。水一碗半。煎至八分。帶熱服。此寒氣在內。不必發汗。服頭一煎。或吐出宿食。其痛立止更妙。仍煎渣再服之則安。或不吐痛亦漸止。亦煎渣服之。或未全愈。寒氣必重。宜依此方再服。治吐泄霍亂。與乾霍亂。俗名攪腸沙　此方可以通用。不必加減。
停食腹痛。霍亂乾霍亂等症。若事急製藥不便。炒鹽湯亦可救急。用淮盐八钱许。将极净无油铁锅。入盐炒红。入清水六碗淬之。煎至三碗。取起候温。顿服二三碗。自然大吐。若不吐用鸡翎探之吐。其痛自减半。

木香槟榔丸方见后

牵牛大黄丸方 见前腹痛条

治痢奇妙屡得神效述

痢为险恶之症。生死所关最重。不惟时医治之未善。而古今治法千家多不得其窾。是以不能速收全效。予治此病初时。亦依古法。或下或利小便。殊觉其未妙也。经驗既多。漸悟病機。廼不依古法。而自製方藥。隨試輙效。後因往京。偶遇窮途無藥。自患此病。透悟益精。遂製爲一定不移之方。刊布廣施。初秋以後。此病盛行時。亦兼施藥。所活甚衆。難以盡述。但施藥或一二劑。或三四劑。即救一人。無不效者。至於施方。則病家醫家。或各藥本減少方中等分。而不能依方。或執泥舊聞舊見。任意加減。而不肯依方。則多有不效者。吾未如之何也。然此藥用之千萬人無不效。則此法得非傳之千百世。而不可易者乎。是以既刻奇方妙論。而又重刻於此。以廣其傳。

治痢奇方

川黃連去蘆　條黃芩　生白芍　山查淨肉四味各一錢二分　陳枳殼炒　堅梹榔　姜汁炒厚朴

厚青皮各八分　當歸　甘草　地榆各五分

紅花三分酒洗　南木香二分　桃仁炒去皮尖研如粉二錢

水二碗煎一碗。去滓空心服。滓再煎服。　此方或紅或白。或紅白相兼。裏急後重。身熱腹痛者。俱可服。　其有便純血。便楊塵水。大孔如竹筒等惡症。古書指為不治者。急服此藥亦可救。但恐服之遲緩。則毒攻壞臟腑難救耳。其有噤口者。毒在胃口也。將此藥煎熟去滓。每一煎分五六次。緩緩服之。令其胃口毒氣漸開。服完一劑後。不惟藥可進。而飲食亦漸可進矣。不必另用他藥也。

單白無紅者。去地榆桃仁二味。木香用三分。加去白陳皮四分。

滯澁甚者。加酒炒大黃二錢。服一二劑仍除之。此方用之於三五日神效。用之於旬日內外亦效。惟半月外。則當加減。其法詳于後。

黃蓮　條芩　白芍三味生用各四分酒炒各六分

山查一錢　厚朴　陳皮　青皮

檳榔各四分 甘草生熟各二分半 地榆醋炒 當歸各五分

桃仁粉六分 紅花三分 木香二分

如延至月餘。覺脾胃虛滑者。用酒炒芩連白芍各六分。陳皮厚朴木香各三分。醋炒地榆四分。紅花二分。當歸人參白术熟甘草各五分。

以上方法。隨用輒效。間有不效者。必其初投參术等補劑太早。補塞邪熱在內。久而正氣已虛。邪氣猶盛。欲補而澁之則助邪。欲清而踈之則愈滑。遂至不救。雖有奇方。無如之何。則初投溫補之禍也。予嘗治一公子一仕宜。皆初投補劑。而後不可救者。故表而出之以戒後予有禁補。禁下。禁汗。禁分利。四大忌。也詳于奇方妙論條。茲不再述。

治婦人虛寒痰病用補得效述

巳酉歲杪。予寓京師。河南夏邑陳公。諱陞號抑吾者。因予同僚駱公。以其夫人病。來求予治。詳述其病源病症云。予婦年四十一歲。禀氣怯弱。飲食淡薄。生育男女共十人矣。今冬。自家來京。路途受寒。患痰咳兩月餘。日間飲食少進。晚間咳尤甚。痰凝胸膈作熱。終夜不得卧。卧

則痰氣上促京中名醫用藥皆不效今則束手待斃且
男女多幼苦不可言予因取其不效方藥來看多用清
熱化痰行氣之劑予曰此危病本當診脉而公所述病
源病症甚詳今又參諸醫所用不效方藥此病予已知
之矣此肺虛受寒而咳其胸膈夜間作熱者虛痰凝而
氣不流通非內熱也此當補肺而去其寒邪則咳自止
彼清熱行氣是謂虛虛大悞也但舉世治咳惟知清肺
不知補肺今吾驟用參朮等補劑見者必駭公能任吾
意用藥則可若聽信不專參以旁議則吾不敢與聞也

陳公曰。婦病已危甚矣。公能救之。是謂再造。何敢復聽人言。予即製補肺滌寒藥二劑與之。曰。服此藥而病不加。則可治也。至第三日。服完二劑藥後。予往詢之。陳公云。前此終夜咳嗽不止。或停止不過一二刻。服此藥後。夜間咳却有止。或停一二時復咳。且覺胸膈。痰熱少減。予喜曰。此謂虛能受補。病必可痊矣。遂令速服前藥。每日一劑。服至八九劑以後。咳減十之七八。夜間痰熱盡除。終夜可以安寢。服至十二劑後。忽有音來云。痰咳復發。但比前減半。予詢其故。則云數日內。月經適至。予曰。

經行則體益虛。宜其病之增也。仍用前藥。每日服二劑。
而咳又漸減。又製補血氣丸藥。令其與煎藥相兼服。至
一日後。而痰咳悉除平復矣。復數日後。陳公又來說。婦
今咳嗽雖絕聲。但夜臥至二三更後。胸膈有一團發熱
煩燥。或欲飲水。豈多服補劑而內熱乎。予因察其六脉
虛弱。知其仍是虛痰。非熱也。於補劑中加二陳等服數
劑。夜間煩熱復除。又十餘日後。忽然胸膈氣不得上。自
家心慌。分付後事。請予視之。予診其脉弱。知其仍是虛
痰為患。復於補劑中加化痰藥。服數劑又愈。又旬日後。

日間胸膈覺有凝滯。飲食自患病以來。比前大減。至此時雖諸證悉除。而飲食比舊尤減半。蓋因胸膈不開。不喜飲食也。自是或夜間膈上作熱。或有咽喉作痛。隨症加減用藥。亦無不輒效。然而病根不除。其胸膈不開。飲食不能多進等病。則無日不在也。其時予已補福庠。不踰月將出京矣。陳公夫婦心忙。以爲前遘危病。幸遇我而生。今病根不能拔。而我又將別去。此病何時而得瘳乎。予亦深思用藥既效。何以竟不能收全效也。復再三細察其脈。猶然虛弱。因思胸膈凝滯。飲食少進。必竟是虛痰爲病而多服四君二陳等劑不能開痰者由中氣微弱難以運行藥力也無巳則用姜附乎遂與陳公商之於前藥中加炒黑乾姜熟附子每劑各四分服二劑而胸膈漸開飲食漸進又將姜附漸加至六分再服二劑而胸膈大開飲食復舊矣會計前後服藥七十餘劑去一病又生一病畢竟以姜附數劑而收全效者以姜附力雄能佐四君二陳以補中而開痰也自後仍除姜附製平常調養血氣等煎劑丸劑方陳夫人服之五六年常得安妥直至乙卯春夏覺前方頗有不效者陳公

父子不遠數千里。差人來我家。詳述其近日病症。將前
方求爲加減。予詳症知其身體益弱。仍用峻補。製煎劑
丸劑方與之。

原用補肺滌寒方

人參　炒白朮各一錢　炙甘草　製陳皮各五分

製半夏　白茯苓各七分　款冬花去梗　製南星各五分

百合蜜蒸八分　大杏仁泡去皮尖炒　蜜炒桑白皮各六分　眞藕子微炒研細五分

生姜一片。好膠棗一枚。洗净去核。同煎食遠服。

原用補氣血丸藥方

人參另碾　當歸身　蜜炙黃耆　白茯苓

酒炒白芍　川故紙炒　熟地黃　大肉蓯蓉去鱗甲酒洗八味各二兩五錢

製何首烏　鹿茸酥炙去毛各二兩

官桂　南木香不見火各八錢　眞阿膠二兩五錢另煮

以上爲極細末和勻。將阿膠剉細。用好酒一碗煮融。入煉蜜半碗和勻。和前末爲丸。梧桐子大。空心或食遠用溫酒下二錢五分。白滾水下亦可。

原用二陳加姜附湯

製半夏七分 去白陳皮六分 白茯苓八分 [illegible]五分
蜜炙黃耆八分 當歸身 人參各二錢 [illegible]六分
炒乾姜 熟附子 先各加四分後各加至六分

治感寒日久悞用補劑後用解利得效述

予在福州時。福建按察司經歷彭姓者。安成人也。年七十餘歲。一日因送上司。冒雨受寒。未經發散。卧病半月餘。諸醫因其年老。皆用養血氣藥補之。煩燥愈甚。飲食少進。請予治之。予診其脉。審其病源。因謂之曰。此寒邪未得外散。入裏鬱爲熱邪。豈可用補。且幸而原日受寒稍輕。又無內熱。是以雖悞用補。而猶可療耳。因用清解藥。日服一劑。連服五六劑。而寒熱漸除。飲食漸進。然其大便秘已十餘日矣。予謂此必須下利。然而不可以煎劑下也。用牽牛大黃丸數錢。分二次服下之而安。

原用清解藥方　見前內傷挾外感條

原用牽牛大黃丸　見前腹痛條

治鬱熱氣塊作痛用攻擊得效述

翰林丘公號鶴峯諱禾實者。丁未會試房考。取萬安門生曾公諱學鏡。癸丑與予同在京朝覲。燈節日曾公訪予曰。家師患病。廢寢食者旬日。吾儕弟子。情不容已。敢請審視其疾。倘得安則再造之德也。予許諾次日往視之。詳詢其病源。則云因上年喪偶。憂鬱左脇作痛數日而愈。不一月復痛。久之覺有痞塊走動。每發時有形。不發時則伏而不見。經今一年。屢次痛發。不過五六日卽止。今次則痛發旬日餘。不止其痛。日間飲食少進。夜間就枕。則氣上而痛愈甚。幾廢寢矣。因取初患迄今諸醫所用藥方觀之。予診其脈。閱其方。謂之曰。此病原不難治。所以久不愈而病日增者。諸醫藥不對症也。病生於憂鬱原屬肝木。木鬱生火。凝痰成塊。而諸醫多用二陳砂仁白朮當歸之類。助火增鬱。失之遠矣。今宜開鬱。清火。平肝。消塊。此用攻擊之兵。其品多峻。皆諸醫所畏縮不敢用者。公請勿疑可也。丘公曰。吾意亦以為必須用峻藥攻擊。奈諸醫皆謂恐傷元氣。不敢主張。是以延綿至此。高見正與鄙意合。請任意治之可也。予即製開鬱消塊煎劑方與之。一日一夜服二劑。覺胸膈稍寬。飲食頗進。然痛雖少減而未止也。次日予又診脈。因思止痛非煎劑所能。姑用木香檳榔丸以止其痛。後用黃蓮阿魏丸以消其痞塊。而除其病根。則計日可收功矣。因取木香檳榔丸八錢與之。一日一夜服完。而痛即止。可以出門拜客矣。速製黃蓮阿魏丸。每日服二次。服至十餘日。而痞塊消病根除矣。予因諭以病根若已除盡。此丸即止勿服。恐攻擊太過。損元氣也。又諭以病去後。如覺體虛。須服補氣血藥。如八物湯之類補之。

原用木香檳榔丸 此丸以意加減與古方不同

木香 不見火　檳榔　當歸　去白陳皮

青皮　枳殼 炒各一兩　黑牽牛 半生半炒取頭末二兩

醋炒莪朮　酒炒大黃各三兩　童便香附

姜汁炒黃蓮各二兩

以上共爲極細末和勻。粘米粉打糊爲丸如胡椒大。量病輕重服。或服五分。或一錢。或錢半。或二錢。或二錢半。或三錢止。用白滚水吞下。此丸通治諸般積滯。或氣積。或血積。或食積。無不立效。惟虚寒者忌之。

原用黃蓮阿魏丸

黃蓮姜汁炒三兩　三稜　莪朮　青皮俱醋炒

童便香附　大黃酒炒　赤芍　前胡水洗

龍膽草酒洗炒各二兩　當歸稍酒洗　去白陳皮各一兩二錢　蚶子殼煅二兩　南木香　猪牙皂角炙去皮弦一兩　眞阿魏另用酒二盃許煑融各八錢

以上爲極細末和勻。另用白貝母去心研粉二兩。量用水打糊。入酒煑阿魏和勻。爲丸胡椒大。每食遠用滚白水下二錢五分。日服一次。臨卧服一次。

治婦人中脘積滯用疎導得效述

福建方伯袁公。夫人年五十歲。胸膈積滯。飲食减少。終日不食亦不知饑。勉强進食。亦不知飽。如是者半年。諸醫用藥不效。請予治之。予診其脈。知其中脘氣滯痰凝也。用化痰順氣藥。加入莪稜等開之。服三劑未效。且云未服藥時。胸膈覺凝滯而不甚作痛。服藥後其痛稍增。而亦不覺開朗。予再診其脈。謂袁公曰。此病係積滯無疑矣。而服行滯煎劑不效者。此其中必伏有積塊。煎劑徒能推動之。不能滌除之。是以增痛而不開耳。須用丸藥消磨其塊。因製木香檳榔丸。令其每服五分。頻頻緩服之。服至八錢。而中脘漸開。飲食漸進。服至二兩以上。而胸膈寬朗。飲食復舊矣。因戒令胸膈無凝滯。切勿輕服此丸。

原用木香檳榔丸見上丘翰林腸痛條

治婦人産後内虚發熱用補得效述

方伯袁公長媳年十九歲。産男臍風不育。滿月之日。婦姑相對而泣。憂思勞神。因而發熱頭痛。一醫以外感治之。用九味羌活湯數劑。其煩熱愈甚。事急請予治之。予診其脉虚。詳問其症。則云頭重困倦而多汗。予曰。此内虚發熱。奈何以外感治之。此謂虚虚。其悞甚矣。用大補氣血之劑。連服二三劑。而煩熱漸除。服至十餘劑而安。

原用大補氣血方

人參　黄蓍蜜炙　當歸身各一錢五分

白朮炒　白茯苓各一錢　大川芎　白芍酒炒

乾羌炒　熟甘草各六分　陳皮　童便香附

升麻蜜炒　柴胡蜜炒各五分　麥冬八分

煨姜一片去皮。好膠棗一枚。洗净去核同煎。

治婦人產後感寒。入裏先清後補得效述

一婢婦年二十餘歲。冬月產女。其未產前一二日。已畧感寒。產後二三日內。因洗手面又感寒。身熱頭痛。予用參蘇飲發其汗頭痛止而煩熱連日不除診其脉弱疑其去血多內虛發熱用補中益氣湯服一劑煩熱不減而有加予思產後脉弱其常也而煩熱不除服補不效得非外邪入裏與男子內傷挾外感久而入裏同症乎因用酒炒黃芩酒蒸花粉前胡貝母麥冬桔梗甘草乾葛赤芍連喬童便香附之類清解之服一劑而煩熱減半服至三劑而煩熱悉除粥食如常隨用八物湯二三劑補之而安此婦若拘執治產後常規治之不敢用清解之藥則其熱經旬不除熱久則血氣焦枯變症傳風

而死矣。以此知病情多端，不可執滯，隨機應變，神而明之可也。

予因治此一婦，而思及古名公之言，亦多有欠周匝、欠分曉，而不可盡信者。朱丹溪輩俱云：產後大補血氣為主，雖有他症，以末治之。若拘泥此言而不變通，則此婦斷無生路矣。今備論之，產後大補血氣為主，此一言非不有理，然用之於無他症者則當，用之於有他症者則乖。何以謂之無他症？如產後或去血過多，或勞倦大早，以致或五心熱、身熱，或頭重昏痛，或多汗，或徧身軟弱無力。或骨節酸痛。或腰膝運轉艱難而痛。此則總是血氣虛弱之症。而非他症也。此惟大補血氣。則諸症自除。不必治也。亦非以末治也。何以謂之有他症。如產後或洗浴大早而感寒。或身觸風凉而感寒。或口吃冷物而感寒。以致身熱頭痛四肢痛等症。則當先用參蘇飲之類。汗之發散其寒邪。而後用補。如或寒邪日久未發入裏鬱為熱。熱邪以致煩燥發熱。則當先用清解之劑除其熱邪。而後用補。凡此他症。皆當先治急治。而大補血氣次之。又何可以末治也。若視為末不急治。而遽用補劑。

則反助邪為害。鮮不斃矣。是以從來產婦傷寒。百不救一二。非獨時醫之拙。亦古人立法疎漏之失也。予故表而出之。以補醫工之闕漏。以救婦人之危亡。此條與前治男子內傷挾外感條。其理相通。可以參看。

治極虛似熱用峻補得效述

予堂侄年三十四歲。素恃強壯無病。一日因母病製藥。飲燒酒睡醲覺微感寒。次日召醫用發藥一二劑。覺直腸墜下甚硬。有如痢疾裏急後重之狀。醫又用清表藥二劑。其墜硬愈甚。第三日醫疑其熱墜。用大黃等下之。

僅得微利。服下藥之夜。身出大汗。溼衣如水洗。換衣良久。大汗又濕衣。一夜換衣十餘次。至天明請予視之。予診其脈虛大。然坐二飯之久。而又換衣二次。予曰。此虛極。而悞服涼藥。大汗不止。命在須臾矣。用參蓍附子甘草大劑急服之。服完一劑。至午間大汗即止。然其硬墜則如故也。知其氣虛而下陷。用補中益氣湯倍加參蓍。又加姜附。服數劑其墜硬不甚減。又不大便。疑其血濇。又多加當歸。熟地黃。懷牛膝。入生蜜和服以潤之。得大便一次。其墜硬畧止半日。後仍復如故。仍用大補氣血之劑。人參附子乾姜。俱用一錢五分。服數日而墜硬不減。精神尤恍惚。旁議有疑其熱蒸者。欲用炒黃蓮之類。予再察其脉。詳觀其形症。灼知其虛之極也。用上好人參五錢爲一劑。加入前藥內服之。四更時服藥。至天將明時。其墜硬後重之苦。若人拔而除之也。自後隨服大補氣血之劑。數十劑而安。

原用參耆附子湯 立止虛汗此方之力

人參 三錢　黃耆 蜜炙五錢　熟甘草 五分　熟附子 一錢五分

水二碗。煎七分。溫服。

原用人參大補湯除墜硬後重此方之力

人參上好五錢　炙黃蓍五錢　熟甘草六分　炒白朮一錢二分

當歸身　熟地黃各三錢　熟附子　炒乾姜各二錢

水二碗。煎七分。溫服。

治痘瘡內虛大發狂譫用補得效述

予姻鄰有周姓者。家數千金。年五十餘。獨有一子年十四。乙卯年春月。出痘經六日。瘡已出齊。晝夜譫語不已。時或發狂欲走。常用二人挼之在床。諸醫用藥不效。請予治之。一更往視其痘。見其痘極稠密。色頗帶紅而狂

譫特甚。亦疑其毒重。用酒炒芩蓮。牛旁連喬當歸山查
之類。少加參蓍。服一劑後。頗安睡兩三時不發狂譫。至
五更復狂譫如故。天明予往視之。見痘色漸淡。正視驗
開。見其勃然擴起。如人被驚之狀。予因悟曰。此子痘雖
出齊。而稠密。已甚。其血氣內虛。不能送毒氣出外成膿。
毒氣在內。乘虛攻擾。心經。是以心神昏亂而譫語驚悸
而狂走。惟大補其血氣。則血氣自能逐毒出外。而狂譫
自定矣。因用內托散加減服之。初定方合藥時。有一醫
在旁見之。心甚驚駭。面不敢言。退而語人曰。毒盛發狂。

而又服此熱藥。今日必燥熱而死。此子命在須臾矣。庸醫不知其理。固宜其駭而妄言也。既而辰時服藥。後即安寢半日。至未時而痘脹。目閉神氣安靜。無一妄語。飲食亦少進。惟膿漿尚遲滯。仍用內托散加味。每日服二劑。服至七八劑。而漿漸滿。服至十餘劑。而漿滿收靨矣。痘收還元後。覺有餘毒身癢。服大連喬飲加減數劑而安。

原用加減內托散

人參　黃耆蜜炙　當歸身各一錢　熟甘草

炒白芍各六分　官桂　南木香各五分　山查肉七分
防風　白芷　製厚朴各四分
生姜一片　好膠棗洗淨去核一枚同煎
此方服一劑而狂譫即止後因膿漿遲滯參蓍各加至
一錢五分又加酒炙鹿茸二錢服十餘劑而收功
治痘瘡內實毒盛始終用清涼得效述
予妻孫年十六歲乙卯春初偶來寧化衙內暫住忽然
身熱頭痛其時寧化地方多有出痘者即用升麻葛根
湯發其汗二三日內即報痘報痘三日而嘔吐不止不能

飲食。痘色紫而不顯明。因製連喬牛旁飲。服一劑即不嘔吐。能進飲食。痘遂出齊起脹。痘出八九日。膿漿雖滿。不肯收靨。身復發熱煩燥。予知其痘。係有餘。而毒氣未散。與解毒藥數劑而安。

原用連喬牛旁飲

連喬 去心　前胡　紫草茸 酒洗各六分

白茯苓　製半夏 各五分　牛旁子 炒熟碾碎七分

陳皮 去白　小川芎　桔梗 各三分　山查肉 八分

生甘草　生黃耆 各三分　人參 一錢半

水一碗滿煎七分。

原用解毒方

芩蓮酒炒八分　花粉酒蒸八分　前胡　牛旁

連喬各七分　生甘草　防風　荆芥穗各三分

當歸梢五分　紅枝子仁炒黑六分　赤芍

生地黃各五分

水一碗半煎八分。

以上二子出痘年皆相若。一則大發狂譫。其症似實熱。而識其的是虛弱。純用溫補取效。一則嘔吐不食。其症似虛寒而識其的是實熱純用清凉取效凡此皆非倖中由於辨識精明而其辨識所以能精明者由其詳於觀形察色又看其精神而得之微茫間也若識之不精辨之不明而以治後一人者治前一人治前一人者治後一人則此二子者皆不活矣如此疑似之症古人辨識不精悞投藥劑實實虛虛以致夭折者何可勝計予不能一一剖析姑舉此二子爲式以示後之司命者不可不詳察人之虛實寒熱也

治小兒虛瀉似熱用補得效述

予家僕一幼男年二歲。泄瀉不止。醫用藥不效。抱來予看。見其面赤身發熱。口渴又甚。初疑其熱瀉。用四苓散加木通車前子。畧加姜汁炒黃蓮少許。一劑與之。又看其兒神氣困倦。疑其未必熱也。戒之曰。此藥煎熟。姑用酒盃少與半盃。若服不相宜。即止勿服。速來換藥。其兒服藥半酒盃。泄不止而又嘔吐。其母又抱來看。而其身熱面赤口渴。則如故也。予知其脾胃極虛。則陽氣無所依。而欲外散。是以身熱面赤。脾胃極虛。則津液內枯。是以口渴。因製參术姜桂飲與之。服一劑而泄止。服二劑而全安。

原用參术姜桂飲

人參五分 白术炒七分 乾姜炒 官桂各三分

白茯苓 扁豆姜汁炒 山藥炒各六分 廣陳皮

熟甘草各四分

生姜一片去皮。好膠棗一箇。去核洗淨。同煎。

小兒虛寒吐瀉。犯此症者甚多。時醫見其身熱面赤口渴。皆視爲熱症。而投以涼劑。其悞甚矣。涼劑悞投。或半日或一日。或二日。即傳慢驚而死者。不可勝計。而庸醫俱藉口病不可治。不知其投凉實殺之也。彼且以爲小兒純陽。何虛之有。至於脾胃虛極。陽氣外散。極虛似熱之理。則舉世執迷。致死不悟。兒童之患此症者。何其不幸也。亦可悲矣。予自悟此理。依此法活兒童甚多。難以盡述。姑舉其初悟巔末以示後云。

治小兒熱瀉似虛用清凉得效述

予婢婦生一女孩。纔滿十箇月。其姐嘗抱往日中受暑氣。水瀉數日不止。其母不知。錯說因是感寒。用蘇散藥不效。用分利藥又不效。其泄頻數。而急滑似虛。予細察詳問。知其病因於受暑氣也。用益元散數匙。服之少止。然其瀉已久。神氣困倦已極。眼皮垂而哭聲不出。父母及傍人。皆以為必死。不必服藥矣。予曰。但得瀉止。即可望甦。用茵陳車前益元散四錢。白滾水每次調四分。頻頻服之。服一半而瀉止六七分。服完而瀉止。小便漸利。漸能飲乳。越二日而全安。

原用茵陳車前益元散方見後熱瀉身痛條

治熱瀉身痛用清涼得效述

予婿年三十六歲。先時犯痢。服藥數劑而愈。因食鮮物太早復發。服藥數劑又愈。旬日後忽患水瀉。數日不止。因而泄甚頻數。纔食薄粥米飲。即從大便泄出。徧身骨節痛甚。有如刀剜。其時予偶出二十里外。速發人來報。事急先請一醫看病。見其瀉甚。飲食直從大便出。以爲虛滑。用胃苓湯加炒乾姜服之。纔服一煎下咽。而予至矣。予診其脉數。詢其骨節極痛。知其瀉因濕熱而非虛滑也。既而病者自言。胸膈騤緊。則知用胃苓乾姜者悞也。予因用芩蓮炒黑各二錢五分。梔子炒黑一錢。甘草三分。車前子五分。木通赤茯苓各八分。作一劑服之。僅胸膈不緊。而瀉與痛減不過一二分。次日予製茵陳車前益元散四錢與之。令用滾水調。服至一半。而瀉與痛減半。服完而瀉與痛減七。再服六錢。而瀉痛悉除矣。然積熱猶未除也。瀉痛雖止。裏急後重復作。大便頻數。濇滯猶甚。用治痢奇方。每劑加熟大黃二錢。服十數劑而安。旬日後覺脾胃弱。服參苓白朮散數兩。而精神復舊。

原用茵陳車前益元散

車前子炒研一錢 茵陳研末一錢 各成六一散二錢 如多用照等分加 共和勻。滾水調五分一次。頻頻服之。

此方原以意製。初用以止水瀉。不虞并骨節大痛俱止。又不虞用不過數錢。而遂除瀉痛大病也。蓋瀉與痛皆屬濕熱。此藥大除濕熱。是以二症俱除。後見輩有小便不利。頭重徧身骨節痛者。予知是濕熱也。用此藥治之。服四錢而頭輕痛止小便利。亦前人未試之妙劑也。

原用治痢奇方 見前治痢條

治鬱熱凝痰似瘧用峻攻得效述

一老年七十。因抑鬱成痢。氣滯痰凝。脇有積塊。嘗作寒熱。醫者與病者俱不知也。以瘧治之。又以虛治之。凡十月服藥六七十劑不效。又以瘧求方於予。予以久瘧方與之。亦不效。親就予診脉。予細察其脉。詳問其症。謂之曰。此乃鬱火鬱痰凝滯胸脇積成痞塊。因作寒熱似瘧。而非瘧也。以開鬱清熱化痰行氣藥與之。服數劑後。忽然脇腹大痛。其子急求救於予。予知其痰熱積滯已久。服此開導之藥。發動其病根。是以作痛。又詢其大便久秘。知其必大利而後痛可除也。以牽牛大黃丸五錢與之。令用熟水分二次服。已服而大便不行。又以牽牛大黃丸四錢與之服。仍不行。因以煉蜜滾痰丸一兩與之。

令分三次服。大利數次。腹痛立止。積滯俱除。痞塊亦消。久病頓愈矣。此乃因藥發病。脇腹大痛。遂不得已而峻攻。用峻攻而痼疾除于一旦。是亦一奇也。又牽牛滚痰二丸。每服二錢以上。無不即利者。此老一旦服二兩而後大利。又一奇也。然此老得此病。其犯必死者二。當其痰熱凝結胸脇。若不得對症之劑。踰年必鬱閉而死。及其脇腹大痛。若不得峻下之劑。三日必痛苦而死。犯此二死。迺得廻生。此老亦大幸矣哉。

原用牽牛大黄丸 見前 原用煉蜜滚痰丸 即礞石滚痰丸加蜜

治老人感寒日久外邪入裏用利藥得效述

丙辰初春。予母舅八老官。年七十有七。生平少病。不慣服藥。歲暮因冒雨感寒。未經發汗。至正月初八九。內熱煩燥。胸膈緊滿。十日不大便。予用清解藥二劑。纔服即吐去大半。又加熟大黃利之。服下咽即吐去殆盡。蓋其痰熱凝結胸膈。距藥不受也。予因用牽牛大黃丸五錢許。令其用白滾水吞下。一次止服四五分。緩緩服之。服至四錢五分。而大便通矣。連利四五次後。內熱煩燥悉除。胸膈漸開。能進薄粥。再服清熱化痰藥十餘劑而漸安。一月後又患腹脹。用補脾藥不效。以平胃散兼五皮散爲末二兩許。服之而安。

治痰火吐紅隨症用藥得效述

寧化縣一童生。年二十餘歲。痰咳吐血。時或徧身發熱。熱退四肢冷如氷。瘦削將危。叩稟求方。予用後煎藥方。服二十餘劑。而血止熱退。又用後丸藥方。服一料而全安。

煎藥方

懷地黄酒浸曬乾用六分姜汁拌砂鍋炒熟用六分 牡丹皮去梗酒洗

八方

生甘草二分 大白芍生用四分酒炒用六分

黃栢去皮 知母去毛俱用青塩炒各六分 天門冬去心皮蜜

拌蒸晒乾五分 麥門冬八分 貝母六分 白花粉人乳拌蒸

晒乾八分 當歸身酒洗六分

水一碗。煎至七分。食遠將饑時服。煎藥熟去滓。每一煎

各入法製髮灰五分調服。

丸藥方

甘枸杞三兩 白茯苓三兩 北五味二兩 懷牛膝去蘆三兩

覆盆子去蒂酒蒸二兩 麥門冬二兩 白芍酒炒

黃栢　知母製同前　酸棗仁揀淨炒熟　杜仲去粗皮姜汁和酒拌濕炒去絲各二兩　懷地黃姜汁拌炒熟三兩　天門冬製同前二兩　牡丹皮去梗酒洗一兩五錢

共磨爲極細末。另用懷山藥三兩碾末。入好酒打糊爲丸如梧桐子大。空心溫酒下二錢五分。

製髮灰法見鼻衄條

一表侄年三十歲。咳嗽吐痰。其中有線紅。先服二母散。痰咳少減。而紅不止。用後煎藥方。服三十餘劑。而咳止吐痰亦無紅。忽然大便下血。予曰。血在下爲順。姑勿遽止之。半月後用新製臟蓮丸。服數次而便血立止。

煎藥方

花粉酒蒸　片芩酒炒　麥冬各八分　側柏葉炒五分

天冬製同前五分　黃栢　知母製俱同前各六分

玄參去蘆水洗五分　紫菀水洗五分　白芍酒蒸六分　當歸身七分

牡丹皮酒洗五分　生地黃酒洗七分　貝母六分　前胡水洗五分

甘草生用三分　陳皮去白二分

生姜一片。龍眼肉三箇。同煎。

新製臟蓮丸

用川黃蓮爲細末。酒拌潤。入猪大臟內。韭菜蓋之。蒸爛搗勻。晒乾。或焙乾。仍爲末。每黃蓮末一兩。入側栢葉炒當歸末各二錢。和勻。米糊爲丸。梧桐子大。空心溫酒下二錢五分。或白滾水下亦可。

予族侄年三十歲。因鬱怒勞倦。忽吐紅數口。十餘日未服藥。自後每日必吐數口。予診其六脈頗旺。胸膈嘗緊。時或作痛。知其鬱。火鬱。痰盛也。用後煎藥方。服十劑而血止。服二十劑而安。自後遇勞觸發。服此藥一二劑輒愈。

煎藥方

片芩　黃蓮　花粉七分俱用酒拌蒸晒乾各

貝母六分　前胡水洗　連喬去心蒂研碎　當歸酒洗

側栢葉炒　玄參　天冬蜜蒸各五分　童便香附

牡丹皮酒洗　生地黃酒洗　陳枳殼炒　麥冬各七分

黃栢酒炒　知母各六分　山枝子仁慢火炒黑六分

甘草　桔梗各三分　白芍酒蒸晒七分

薄截生姜一片。水一碗半。煎至八分。食遠服。

予甥年十九歲。忽患吐紅。數日後方來診脉服藥。其病勢頗熾。每日或吐紅二十餘口。然其稟氣怯弱可慮也。予用後煎藥方。服十劑而血止。服二十餘劑而稍安。病愈後因體虛。兩足感冒風寒。徧身發熱。初以為內熱也。仍服清火化痰藥。而未經發汗。數日後遂成脚氣。兩足脛及脚背腫痛。又二日則兩膝痛甚。不能屈伸。因而徧身作熱。又似傷感。且小便黃而大便秘澁。予知其為脚氣初發也。用後脚氣煎藥連服二劑。大便利數行下。而身熱盡除。脚膝腫消痛止。再服清凉藥數劑而安。

吐紅煎藥方　即前族侄煎藥方。除連翹枳殼枝子三味。餘味俱同。

脚氣煎藥方

大黃酒炒二錢五分　赤茯苓　黃芩　漢防已

茵陳炒各一錢　白乾葛一錢二分　枳殼炒　製蒼术

木瓜各七分　製厚朴　前胡各六分　羌活

防風　牛膝去蘆各六分　甘草二分

水二碗。煎一碗。空心服。或饑時服。

治婦人痰咳發熱用清潤藥得效述

寧化縣一婦人。年四十餘歲。因生産過多。咳嗽身熱。日夜不止。午後益甚。肌肉瘦削。經水不行。諸醫用藥不効。其夫叩稟求方。用後煎藥方。服十餘劑。而身熱已退。又加味再服二十餘劑而全安。

煎藥方

白花粉人乳拌蒸晒乾五分　麥冬去心各八分　天冬去心皮蜜蒸晒　地骨皮去骨酒洗　當歸酒洗各六分　生地黃酒浸晒乾生四分砂鍋炒四分　大白芍酒浸軟晒生用三分炒用三分　懷山藥八分　百合酒拌蒸晒八分　前胡四分　知母蜜拌炒六分　童便香附八分　貝母去心六分　白茯苓七分　生甘草三分

生姜一薄片。龍眼肉三箇。同煎。此藥服十餘劑。熱退後。又加桔梗四分。酒炒芩蓮各六分。再服二十餘劑而安。

治咳因於寒服涼藥失聲用發散得效述

一親友以善醫自負。禀性素熱。慣服涼藥。在京朝覲。因傷風久嗽。求方於予。予曰。咳因風寒。必先除寒邪。而後可以清熱。製方先用桑杏麻黃防風等品。此友自是已見。以爲素不用燥藥。单用枝芩花粉等涼劑服多。一日聲啞不出。來請予治。予戒之曰。公能任吾意用藥。勿參已見。則聲可立出。若要自用。則不敢與聞。其友事急。不得巳而聽予。因製加味三拗湯與之。服完一劑。坐飲未畢。而聲出矣。

加味三拗湯

杏仁揀去雙仁者不去皮尖二錢五分　麻黄二錢　生甘草五分　羌活　桔梗各八分　防風去蘆一錢　生姜三錢切細

水煎。帶熱服。

經驗四時感寒發散方身熱頭痛骨節痛者皆用此發汗

白乾葛一錢五分　升麻水洗去小根五分　真紫蘇葉一錢二分　香附水洗擣去毛剉碎七分　小川芎五分　蒼术米泔水浸二日

洗净剉片晒乾八分　防風去叉者不用水洗去蘆六分　廣陳皮去白四分
甘草三分　京赤芍四分　白芷四分　羌活八分骨節痛甚者用一錢五分冬月加麻黃去根一錢夏月不用春秋月如天寒加入天煖不必用
生姜三片爲引。約重二錢。切細。水一碗半。煎至八分。去渣熱服。被覆取汗。渣再煎。如汗出不透。仍熱服催汗。若汗出既透。其渣從容温服可也。　服此藥發汗之後。如身熱頭痛骨節痛等症盡除。則不必服清解藥可也。其或熱與痛未盡除。則須服清解藥二劑。或三劑。或熱與痛雖除。而覺有內熱煩燥。大小便不利者。亦須服清解藥一二劑。其方見後。

經驗發汗後清解方

黃芩水洗刮淨一錢　前胡水洗去毛六分　柴胡水洗去蘆一錢　白乾葛一錢

赤芍五分　枳殼炒六分　白花粉八分　山梔子仁酒水炒黑六分　桔梗去蘆五分　連翹去心蒂打碎五分

甘草三分　薄荷三分

如小便不利。加赤茯苓、朱苓、澤瀉、木通、麥門冬去心。各八分。車前子四分。

以上方藥。皆二三日內感寒能及時發汗者用之無不神效。其有當時失於發散。延至四五日以外。則寒邪入內。鬱爲熱邪。或頭痛骨節痛等症已除。止是胸腹五心發熱煩燥。此則不可復用羌活麻黃防風蒼术等藥發汗。但當清解其熱邪。若大便秘澁。則用大黃等藥。疏利之可也。

經驗清解熱邪方

白乾葛一錢二分 前胡六分 陳枳殼炒七分 連翹去心蒂六分

白花粉七分 柴胡去蘆八分 黃芩一錢 赤芍五分

甘草三分 麥冬去心一錢 薄荷三分 山梔子仁炒六分

內熱盛者。加黃連八分。小便不利者。加赤茯苓茵陳朱苓澤瀉木通各八分。大便秘者。加酒炒大黃三錢。服一二劑。如又不通。大黃勿炒。加芒硝三錢。另盛碗內。待藥熟澄渣。傾入碗中調服立效。

以上時感治法。俱尋常感寒。而不兼內傷者宜用之。其有內傷挾外感兼內傷者。詳見前條醫述中。茲不復贅。

其有外感失於發表。傳變成瘧者。即用此清解邪熱方。服一二劑。可表散而愈。或不即愈。服至三四劑。自可漸愈。若體氣虛弱及久瘧者。切不可服。

治瘟疫方法

瘟疫以六淫致疾。嶺南閩廣間。名曰障氣。傳染流行。病之最可畏者也。張仲景無治法。豈東漢以前風氣渟和。此症罕作於民間乎。厥後名醫著論立方。亦多闕畧未詳。豈此症有傳染之疑。名公多不屑治。遂致畧而不講乎。世稱此症。惟薄德之家有之。若積善之家。神明呵護。必不罹此。是亦降祥降殃之說也。然先儒稱古今聖賢三百六十病。唯心病可免。謂其養心有道。一切憂愁驚懼。不能入而中病也。若時氣之自外投形骸受之。能必其不染否。且以千古儒宗若周元公者。當其驅馳王事。猶不免於染瘴。矧其他乎。兵法曰。不恃其不來。恃吾有以待之。此萬全之術也。予亦素不究心於此。近日因親鄰患此者。多不諳治法。而妄投藥餌以殞其身。因詳考古今治疫之得失。而以理以意斟酌方論。以爲拯溺救焚之一助云。

疫瘴皆悍烈之氣。似傷寒而非傷寒也。俗人不知辨白。混以傷寒名之。俗醫亦以治傷寒方藥混治。誤亦甚矣。古法戒不可作傷寒正治。大汗大下。甚爲有理。蓋謂傷寒邪氣。當其在表。可大汗而愈。及其入裏。可大下而愈。惟疫癘之氣猛烈。當其在表。亦可發汗以散之。然大汗則恐正氣反虛。而邪氣益難除也。其入裏也。止可用藥從容解散。若大下之。則恐胃氣傷而元氣反虛。邪氣愈得肆也。皆畏其邪氣悍烈故也。然禀氣壯實者。微發之後。可单用涼藥解散。若禀氣怯弱者。微發之後。當兼用人參入清解藥中。扶其元氣。然後邪氣可除也。若不分虛實。而一槩用寒涼。壯實者猶可望生。虛怯者决死無疑矣。

初病一二日發汗方

羌活一錢二分　防風去蘆八分　蒼朮一錢　白芷五分

小川芎五分　生香附搗碎八分　陳皮去白三分　甘草三分

白乾葛一錢二分　真紫蘇梗葉二錢二分

生姜三片同煎。熱服取汗。不可大汗。此方不論虛實。俱用此發汗。後則易愈。

發汗後清解方

前胡水洗六分　陳枳殼炒七分　連翹去心蒂打碎六分

柴胡去蘆八分　黃芩一錢　桔梗去蘆六分　白乾葛一錢

升麻五分　赤芍六分　製半夏五分　甘草三分
虛弱者。加人參六分。去連翹。口渴煩燥者。去半夏。加麥冬花粉知母黃連各八分。　小便不利者。加赤茯苓茵陳朱苓澤瀉木通各八分。車前子五分。大便瀉者。亦同加此六味。大便秘者。加酒炒大黃三錢。微利之。

三黃石膏湯　此方壯實熱盛者可服虛弱者忌之

白石膏七錢五分生用　黃芩炒　黃蓮炒
黃栢炒　山梔子十枚炒黑　麻黃去根節三錢

淡豉半合

水二碗煎至一碗去渣溫服連進三四服自愈

松梅軒

皇都書林

中川茂兵衛
西村市郎右衛門
植村藤右衛門
河南四郎兵衛
長村半兵衛
同　友吉郎
小林庄兵衛